LETTRE

SUR LA SUTURE ENTRECOUPÉE

SUBSTITUÉE A LA SUTURE ENTORTILLÉE.

OPUSCULES DU MÊME AUTEUR.

Mémoire sur une hydropisie particulière du globe de l'œil. — *Archives générales de médecine*, tome III.

Mémoire sur la kératite aiguë ou inflammation de la cornée transparente. — *Archives générales de médecine*, tome III.

Observations sur les fistules du conduit et de la glande parotide. — *Archives générales de médecine*, tome XV.

Mémoire sur l'inflammation de la rétine. — *Arch. gén. de méd.*, t. XXIII.

Lettre au professeur Lallemand, de Montpellier, sur la kératite chronique. — *Archives générales de médecine*, 2ᵉ série, tome IV.

Mémoire sur la ligature de la langue par la méthode sous-mentale, appliquée à un cas de cancer profond de cet organe (procédé nouveau), lu à l'Académie impériale de médecine de Paris, et imprimé dans le tome IV de ses *Travaux*.

Observation d'un cas d'anévrisme de l'artère crurale au pli de l'aine, pour lequel on a pratiqué la ligature de l'artère iliaque externe suivant le procédé de Bogros. — Mémoire lu à l'Académie impériale de médecine, et imprimé dans le tome VII de ses *Travaux*.

Mémoire sur la ligature de l'artère linguale entre la carotide externe et la grande corne de l'os hyoïde (opération faite pour la première fois sur l'homme vivant), communiqué à l'Académie impériale de médecine, et imprimé dans le tome IV de ses *Travaux*.

Mémoire sur la cataracte capsulaire secondaire. Lettre au docteur Cunie, rédacteur en chef des *Annales d'oculistique*, tome XII.

Nouvelle méthode pour la cure de l'ectropion consécutif à la brûlure. — *Annales d'oculistique*, tome XV.

Lettres adressées à M. Malgaigne, chirurgien de l'hôpital Saint-Antoine, sur l'opération du bec-de-lièvre, considéré dans ses divers états de simplicité et de complication. — *Journal de chirurgie* de M. Malgaigne, t. II et III.

Observations sur les kystes qui se développent dans les os maxillaires. — *Bulletin de la Société de médecine d'Angers*, 1842.

LETTRE

SUR

LA SUTURE ENTRECOUPÉE

SUBSTITUÉE A LA SUTURE ENTORTILLÉE

POUR LA RÉUNION DES BORDS DU BEC-DE-LIÈVRE UNILATÉRAL SIMPLE

ET

DE CELUI QUI EST COMPLIQUÉ DE BIFIDITÉ DES OS MAXILLAIRES;

COMMUNIQUÉE

A LA SOCIÉTÉ DE CHIRURGIE DANS SA SÉANCE DU 13 AOUT 1856

PAR M. G. MIRAULT,

CHIRURGIEN EN CHEF DE L'HOTEL-DIEU
ET PROFESSEUR DE CLINIQUE EXTERNE A L'ÉCOLE DE MÉDECINE D'ANGERS,
MEMBRE CORRESPONDANT DE L'ACADÉMIE IMPÉRIALE DE MÉDECINE
ET DE LA SOCIÉTÉ DE CHIRURGIE DE PARIS, ETC., ETC.

PARIS

TYPOGRAPHIE DE HENRI PLON,

IMPRIMEUR DE L'EMPEREUR,

RUE GARANCIÈRE, N° 8.

1857

LETTRE

SUR LA SUTURE ENTRECOUPÉE

SUBSTITUÉE A LA SUTURE ENTORTILLÉE.

Messieurs,

L'objet de cette communication est de vous soumettre les résultats que j'ai obtenus de la suture entrecoupée dans l'opération du bec-de-lièvre unilatéral, et de démontrer que ce moyen de synthèse présente à cet effet des avantages remarquables sur la suture entortillée. Mais, auparavant, qu'il me soit permis, messieurs, de vous exprimer ici le vif intérêt que j'ai pris à la discussion qui, au mois de janvier dernier, s'est élevée au sein de la Société de chirurgie sur la période de la vie la plus opportune pour remédier à cette difformité. C'est avec raison que vous vous êtes déclarés contre l'opération précoce du bec-de-lièvre compliqué, et M. Michon, l'un de vos savants collègues, n'a point formulé son opinion d'une manière trop énergique en disant qu'un enfant qu'on opère dans cette situation extrême est un enfant sacrifié. Cette décision, émanée d'hommes aussi compétents, dissipera, n'en doutons pas, la pénible incertitude des jeunes praticiens, et mettra un terme à des tentatives hasardeuses qui compromettaient l'honneur de notre art en même temps que des intérêts sacrés.

Ce n'est pas avec moins de satisfaction que j'ai lu que vous avez frappé d'une réprobation presque égale l'opération du bec-de-lièvre simple pratiquée dès la naissance. En effet, de tous les motifs que l'on a produits en faveur de cette opération, qu'à juste titre on a nommée prématurée, il n'en est aucun qui soit sérieux. La seule indication avouable, celle qui domine toutes les autres, c'est la sécurité du petit être qui est confié à nos soins. Or un chirurgien prudent ne perdra point de vue une règle si sage. Moi-même, dans le cours d'une longue pratique, je ne m'en suis point écarté, et si l'adhésion d'un chirurgien obscur pouvait être de quelque poids dans cet important débat, j'ajouterais que, dans un autre travail sur le même sujet, je me suis efforcé de faire prévaloir la doctrine que vos suffrages viennent de consacrer (1).

Après cette déclaration, que j'éprouvais le besoin de faire, j'aborde mon sujet. Je le diviserai en deux parties : dans la première, j'exposerai les faits à l'appui du mode de réunion que je propose d'appliquer au bec-de-lièvre ; dans la seconde, j'apprécierai sa valeur comparée à celle de la suture entortillée exclusivement employée jusqu'ici dans le même but.

OBS. I. — *Bec-de-lièvre unilatéral simple réuni par la suture entrecoupée. — Enlèvement des fils le septième jour après l'opération. — Résection du lobule médian de la lèvre supérieure par mon procédé modifié.*

Le nommé Pihouée, jardinier, âgé de vingt-sept ans, portait à gauche un bec-de-lièvre qui n'occupait que le tiers inférieur de la lèvre. Le 22 septembre 1852, je l'opérai comme il suit, aidé de MM. Dulavouër et Feillé, internes à l'Hôtel-Dieu d'Angers.

D'abord, par une incision transversale de 4 millimètres faite au bas du bord interne du bec-de-lièvre, je détachai le lobule médian, que j'avivai ensuite sur son côté externe par une incision verticale. Ces deux incisions, se réunissant à angle droit, interceptaient un petit lambeau qui adhérait encore à la lèvre par un pédicule épais. L'opération fut ensuite continuée à la manière ordinaire, excepté qu'à la fin des sections je pratiquai à la partie inférieure du bord externe de la fissure labiale une perte de substance angulaire en rapport de dimensions avec le petit lambeau laissé sur le côté opposé. Procédant ensuite au rapprochement des bords du bec-de-lièvre, le lambeau lobulaire, formant un angle saillant, vint se loger dans l'angle rentrant pratiqué sur le côté opposé de la manière la plus exacte. Quatre points de suture entrecoupée, savoir : deux pour le corps de la lèvre et deux pour le lobule, servirent à la réunion des parties divisées (2).

---

(1) *Lettre sur l'opération du bec-de-lièvre*, adressée à M. Malgaigne, *Journ. de chirurgie*, t. III, p. 17, janvier 1845.

(2) Je me sers à cet effet d'aiguilles longues et plates de 1 millimètre environ de largeur ; ces aiguilles, lancéolées à leur pointe, sont faciles à diriger, et traversent les tissus sans effort. Celles que j'emploie pour reconstituer le lobule médian de la lèvre n'en diffèrent qu'en ce que leurs dimensions sont plus petites.

A partir du troisième jour après l'opération , et dans le but de surveiller la suture, je changeai tous les matins le plumasseau de charpie enduit de cérat et la bandelette de linge dont j'avais recouvert la plaie, et je vis, non sans une grande satisfaction, que les fils ne coupaient point les chairs. Ce ne fut que le septième jour qu'ils commencèrent de les entamer, et que je pris le parti de les retirer. Dès ce moment la restauration de la lèvre était des plus parfaites.

J'avais choisi un adulte pour faire ce premier essai d'application de la suture entrecoupée à l'opération du bec-de-lièvre. Ici , en effet , je rencontrais les conditions les plus favorables au succès : simplicité et petite étendue de la difformité , fermeté et extensibilité des chairs , docilité et en quelque sorte coopération du malade. Enhardi par le résultat, j'osai l'appliquer, comme vous le verrez ci-après, à des sujets très-jeunes. C'est aussi sur ce même malade que j'entrepris de modifier mon procédé de résection du lobule médian de la lèvre. En effet, jusque-là j'avais appliqué le lambeau, qu'on détache du cô é interne, sur une surface oblique résultant de la résection de l'angle arrondi du côté externe de la fissure. Mais je n'en étais pas complétement satisfait ; il restait toujours un pli sur le bord libré de la lèvre, au point de jonction du petit lambeau. C'est pour remédier à ce faible défaut que je résolus de procéder comme on l'a vu chez Pibouée , et j'ai eu lieu de m'en applaudir, puisque la configuration des parties restaurées est, dans ce dernier cas , encore plus complète.

Obs. II. — *Bec-de-lièvre unilatéral simple. — Réunion par la suture entrecoupée, maintenue jusqu'au huitième jour.*

Marie Bureau, de la Salle-Aubry (Maine-et-Loire), âgée de deux ans, était atteinte d'un bec-de-lièvre qui n'intéressait que les trois quarts inférieurs de la lèvre, à gauche.

Le 10 mai 1853 , je l'opérai suivant le procédé employé généralement, et je réunis par quatre points de suture entrecoupée, dont deux pour le bord libre de la lèvre, l'un en avant , l'autre en arrière. La plaie fut ensuite recouverte d'un morceau de taffetas gommé. Au bout de six jours, j'enlève les deux fils supérieurs ; ils n'avaient pas produit la plus légère division des chairs. Le huitième jour , je retire les deux fils du bord libre de la lèvre ; ils avaient commencé d'entamer les tissus, et leurs anses étaient devenues lâches. Du reste, la réunion était parfaite dans toute la hauteur de la solution de continuité ; mais il restait une encochure au bord labial, comme il arrive toujours quand on opère à l'ordinaire.

On peut remarquer, dans cette observation, que six jours entiers s'étaient écoulés sans que les tissus que comprenaient deux des points de suture en eussent encore éprouvé la moindre atteinte, et que les deux autres les avaient à peine lésés le huitième jour. Voilà la preuve la plus évidente de l'innocuité de la suture entrecoûpée. Chez cette malade, j'ai appliqué, comme je le fais le plus souvent, un point de suture à la partie postérieure du bord libre de la lèvre. C'est une pratique dont je me suis toujours bien trouvé. Vous verrez dans l'observation V que, bien que j'eusse appliqué le point de suture inférieur au milieu de l'épaisseur du bord libre, il ne prévint pas un léger écartement des lèvres de la plaie en arrière de ce même bord.

Obs. III. — *Bec-de-lièvre unique et simple du côté gauche. — Réfection du lobule labial. — Réunion par la suture entrecoupée.*

Joseph Gaignard, de Saint-Mathurin (Maine-et-Loire), âgé de quatre mois et demi, portait un bec-de-lièvre unilatéral sans aucune complication.

Je l'opérai le 4 septembre 1853, en conservant le lobule médian de la lèvre, comme je l'avais fait chez Pihouée, et j'appliquai trois points de suture entrecoupée. Je recouvris ensuite la lèvre d'un morceau de taffetas gommé. Quelques heures après l'opération, l'enfant prenait le chemin de fer pour s'en retourner dans son pays, avec recommandation faite à ses parents de le ramener le septième jour.

Les 4, 5 et 6, la mère donne à teter à son enfant comme si de rien n'était.

Les 7, 8 et 9, apercevant un peu de gonflement et craignant quelque chose, d'autant plus que l'enfant ne cesse de crier, la mère suspend l'allaitement.

Le 11 (septième jour), le petit malade est reconduit à Angers. La réunion est complète. Toutefois, le point de suture du bas avait entamé les chairs dans l'étendue d'un millimètre et demi ; là existait une ulcération, mais si petite, que je ne crus pas pour cela devoir garder l'enfant. Je réappliquai une bandelette de taffetas d'Angleterre, et je le renvoyai à Saint-Mathurin. Quelques jours après, il était entièrement guéri.

Quoi de plus expéditif qu'un pareil traitement ! Une semaine a suffi pour guérir la plaie complexe, qui résultait tout à la fois de la résection des bords du bec-de-lièvre et de la restauration du lobule médian.

La simplicité de la cure chez les malades des observations précédentes m'avait inspiré une si grande confiance dans la suture entrecoupée, que je ne craignis point de renvoyer l'enfant chez lui, à cinq lieues d'Angers, jusqu'au moment que j'avais fixé pour retirer les fils de la suture. Je n'eus pas lieu de me repentir de ma hardiesse, car, lorsque le petit malade me fut ramené le septième jour après l'opération, il était dans l'état le plus satisfaisant et pouvait être considéré comme guéri.

L'observation qui suit n'offre pas un résultat moins remarquable.

Obs. IV. — *Bec-de-lièvre unilatéral simple traité par la suture entrecoupée. — Reconstitution du lobule labial.*

Marie Mimot, de la Chapelle-Saint-Sauveur (Loire-Inférieure), âgée de huit mois, portait un bec-de-lièvre unique, situé à gauche, et qui n'occupait que les deux tiers de la hauteur de la lèvre. Dans l'opération, qui fut faite le 21 août 1855, je restaurai le lobule médian et j'appliquai quatre points de suture : deux sur le corps de la lèvre, et les deux autres sur son bord libre. Immédiatement après, Marie partit pour le bourg d'Érigné, à deux lieues d'Angers.

Le 27, on me la ramène. Les fils, après six jours, n'avaient point encore entamé les bords du bec-de-lièvre, que je trouvai parfaitement réunis ; seulement les trous de passage de ces fils s'étaient un peu élargis. Ce même jour j'enlevai les deux points de suture supérieurs, et le lendemain 28 les deux inférieurs, c'est-à-dire ceux du bord libre de la lèvre. Je les remplaçai par une bandelette de taffetas gommé, et je renvoyai Marie Mimot dans son pays, après avoir recommandé à ses parents de n'enlever le taffetas qu'au bout de cinq ou six jours. J'ai su depuis que les choses s'étaient passées conformément à mes prévisions.

Jusqu'ici, messieurs, je vous ai montré la suture entrecoupée appliquée seulement à des cas de becs-de-lièvre simples ; il me reste à démontrer qu'elle peut être employée avec avantage contre certains cas compliqués de cette difformité.

Obs. V. — *Bec-de-lièvre compliqué de bifidité des os maxillaires et du voile du palais, opéré avec succès par la suture entrecoupée.*

Constance Barbary, de Trémentines (Maine-et-Loire), âgée de cinq mois, portait un bec-de-lièvre du côté gauche, compliqué d'écartement des os maxillaires. Au niveau du bord alvéolaire, cet écartement pouvait avoir 5 millimètres. Le 4 mai 1853, je l'opérai sans conserver le lobule médian, et je plaçai quatre points de suture entrecoupée, dont l'inférieur occupait le milieu de l'épaisseur du bord libre de la lèvre.

Le 8, après quatre jours révolus, j'ôtai deux fils, savoir : celui du milieu du corps de la lèvre, et l'inférieur, qui occupait son bord muqueux. Les trous de passage de ces fils s'étaient un peu agrandis ; on remarquait aussi derrière le bord libre de la lèvre un petit écartement angulaire, produit vraisemblablement par la langue de l'enfant.

Le 10, six jours après l'opération, je retirai les deux derniers fils, et, chose remarquable, ils n'avaient point divisé les tissus, et leurs trous de passage étaient à peine suppurants. La réunion du bec-de-lièvre s'était faite régulièrement dans toute sa hauteur. Un morceau de taffetas agglutinatif remplaça les points de suture, et Constance Barbary put s'en retourner à Trémentines le 16 mai, douzième jour depuis son opération. A son départ, le petit écartement de la face interne de la lèvre que j'ai signalé s'était déjà cicatrisé en grande partie.

Ainsi, messieurs, dans le fait que je viens de vous rapporter, malgré l'écartement des os et l'âge encore bien tendre de l'enfant, les choses se sont passées avec autant de bonheur que dans les cas les plus simples de bec-de-lièvre. Mais d'où vient que deux des fils avaient commencé d'entamer les chairs au bout de quatre jours seulement, alors que les deux autres n'avaient rien produit de pareil après six jours révolus ? Je ne trouve qu'une explication de ce fait : c'est sans doute que les deux premiers points de suture avaient été plus serrés que les deux derniers. En effet, à constriction égale, c'est ordinairement le fil appliqué sur le bord muqueux de la lèvre qui coupe le plus lentement les tissus, et c'est le contraire qui est arrivé chez Constance Barbary.

Voici un autre cas de bec-de-lièvre compliqué, qui a été traité de la même manière et aussi heureusement.

Obs. VI. — Félix Reveillard, enfant délicat et âgé de trois ans et demi, me fut présenté pour que je l'opérasse d'un bec-de-lièvre compliqué de division des os maxillaires et du voile du palais. A la voûte palatine, l'écartement des os avait au moins 2 centimètres, mais au rebord alvéolaire, il n'avait pas plus de 3 millimètres. Je l'opérai le 11 octobre 1853, à dix heures du matin, sans refaire le lobule labial. Trois points de suture entrecoupés furent appliqués deux sur le corps de la lèvre, le troisième à la partie postérieure de son bord libre. Je mis ensuite une bandelette de taffetas gommé entre les deux points supérieurs de la suture, qui étaient un peu éloignés l'un de l'autre, et je recouvris le tout avec une large bande du même agglutinatif, qui s'étendait d'une joue à l'autre en passant en manière de pont par-dessus la plaie.

Le 17, à huit heures et demie du matin, un peu moins de six jours après l'opération, je supprime les deux fils qui ont été appliqués sur le corps de la lèvre. Ces fils, devenus vagues, avaient coupé les chairs dans l'étendue de 1 à 2 millimètres, et leurs ouvertures fournissaient un peu de suppuration.

Le fil du bord libre est un peu relâché ; cependant je le laisse en place, et je panse de nouveau avec du taffetas d'Angleterre. L'adhésion des bords du bec-de-lièvre s'était faite dans les cinq sixièmes de la hauteur de la lèvre. A sa partie la plus élevée existait encore un léger écartement des bords de la plaie, défaut de réunion qui dut être attribué à ce que le point de suture supérieur avait été appliqué trop bas.

Le 18, je retire le point de suture du bord libre de la lèvre. Il n'a déterminé par sa présence, non plus que les deux autres, pour ainsi dire aucune trace de phlogose. Dès le lendemain, huitième jour depuis 'opération, l'enfant s'en retournait dans son pays, la cicatrice soutenue et protégée par le même agglutinatif.

Si le succès n'a point été aussi complet dans ce dernier cas que dans le précédent, il faut s'en prendre non à la suture, qui a parfaitement réussi partout où elle a été appliquée, mais plutôt, je l'ai dit déjà, à ce que le point de suture supérieur avait été placé trop bas. Il fallait sur ce malade quatre points de suture au lieu de trois, et les rapprocher davantage les uns des autres. Au surplus ce léger écartement des bords de la plaie, dans le haut, n'a pas dû subsister longtemps. On sait, en effet, qu'une solution de continuité, disposée ainsi angulairement, se ferme spontanément par le rapprochement progressif de ses côtés, du sommet vers la base du sinus qu'elle représente.

Il serait inutile, je pense, messieurs, de multiplier les observations que je viens de mettre sous vos yeux, pour prouver les heureux effets de la suture entrecoupée, appliquée au traitement du bec-de-lièvre uni-latéral, soit simple, soit compliqué d'écartement des os maxillaires. Ce moyen synthétique, outre qu'il réunit exactement les bords de la plaie, les maintient affrontés plus que le temps nécessaire pour leur solide adhérence, sans occasionner leur déchirure. Vous avez vu que chez presque tous nos malades six jours au moins s'étaient écoulés avant que les chairs eussent commencé d'être entamées par les fils ; c'est que ceux-ci, médiocrement serrés, ne produisent ni douleur, ni gêne dans la circulation, ni phlogose notable des tissus. Durant un traite-ment aussi simple, l'office du chirurgien se réduit à rien, pour ainsi dire ; sa surveillance est si peu indispensable que le malade peut s'é-loigner de lui immédiatement après l'opération, et ne revenir le trouver qu'au moment fixé d'avance pour retirer les fils. L'observation m'a démontré qu'en général cette ablation, qui constitue à vrai dire le seul pansement rigoureusement nécessaire, devrait se faire le sixième jour. Ce n'est pas qu'on ne puisse la faire plus tôt, puisque cinq jours et même quatre suffisent pour la réunion de la plaie, mais la présence des fils dans les chairs, alors même qu'ils les ont déjà un peu entamées, est si peu nuisible, que j'ai cru devoir, dans presque tous les cas, enlever les points de suture plutôt au delà qu'en deçà de l'époque que je viens d'assigner.

Ces résultats si satisfaisants font un grand contraste avec ce qui se passe quand on réunit les bords du bec-de-lièvre par la suture entortillée : les épingles droites et inflexibles, qu'on laisse séjourner dans l'épaisseur de la lèvre, produisent sur elle un tiraillement douloureux ; le fil dont on les entoure comprime les tissus, gêne la circulation, et quand le gonflement s'est manifesté, les étrangle. Ou je me trompe beaucoup, ou ce sont là les conditions les plus capables de produire l'inflammation et la déchirure des chairs. L'induction seule ferait supposer ces désordres, si l'expérience journalière ne les démontrait. Dans un autre travail sur le même sujet (1), j'ai produit des faits qui montrent avec quelle rapidité les épingles coupent les chairs chez les jeunes enfants. Sur une petite fille de sept mois (Mélanie Besnier), qui portait un bec-de-lièvre unilatéral compliqué de fissure inter-maxillaire, les tissus soulevés par les épingles étaient en grande partie divisés trente-deux heures après l'opération, et pareil effet avait été produit, au bout de quarante-trois heures, chez un garçon de vingt-sept mois atteint de la même monstruosité.

Ces accidents de la suture entortillée, que je n'ai point exagérés et qu'expliquent suffisamment le défaut de souplesse et la sécabilité remarquable des lèvres chez les jeunes enfants, sont, durant les premiers jours, l'objet d'une préoccupation continuelle pour l'opérateur. Obligé souvent de retirer les épingles à une époque où la réunion est trop faible encore pour résister à la rétractilité naturelle des chairs et à la contraction des muscles, il maintient rapprochés comme il peut les bords de la plaie ; heureux si, par des moyens auxiliaires, il prévient la rupture de la cicatrice et une difformité pire encore que celle qu'il s'est efforcé de corriger. Pour moi, qui me suis trouvé plus d'une fois dans cette pénible situation, je ne cacherai point l'anxiété qu'elle m'a causée ; j'avouerai même que pendant bien des années, et jusqu'au

______

(1) *Loco citato.*

moment où j'ai eu l'idée de recourir à la suture entrecoupée, je n'ai point entrepris une seule opération de bec-de-lièvre sans ressentir une certaine inquiétude, que les soins extrêmes que je me proposais d'y apporter ne pouvaient dissiper.

D'autres que moi ont signalé les défauts de la suture entortillée appliquée au bec-de-lièvre. Personne n'ignore les attaques auxquelles elle a été en butte de la part de Pibrac et de Louis. Si ces chirurgiens célèbres ne sont point parvenus à l'écarter de la pratique, c'est qu'ils n'ont su proposer pour la remplacer qu'un moyen encore plus infidèle. Les tentatives qu'on a faites à diverses époques pour perfectionner cette suture prouvent d'ailleurs qu'on n'en était pas satisfait. C'est ainsi que J. L. Petit proposa ses épingles flexibles pour éviter la traction produite sur les tissus par les épingles rigides, que M. le professeur P. Dubois a eu l'idée de desserrer les fils au début de la période de gonflement, pour prévenir l'étranglement des chairs, tandis que Bonfils (de Nancy), avouant, par le fait, la défiance que lui inspirait la suture entortillée, a cru devoir en assurer le succès, sur les enfants naissants, en confiant aux mains d'aides intelligents le soin de maintenir en contact les bords de la plaie, jusqu'à ce que la cicatrice fût suffisamment solide. Mais ces modifications, tout ingénieuses qu'elles soient, ne sont encore que des palliatifs d'une méthode défectueuse. Les épingles, pour agir alors un peu moins vite, n'en coupent pas moins les tissus.

Ainsi, messieurs, ce n'est pas sans des motifs graves que je m'élève aujourd'hui contre l'emploi, dans le traitement du bec-de-lièvre, d'un moyen qui ne méritait point la faveur dont il a joui pendant des siècles, et que je milite pour lui substituer un autre procédé de suture, vulgaire sans doute, mais aussi efficace qu'il est simple, et que jusqu'ici on n'avait point songé à appliquer à la restauration de cette difformité.

J'ose espérer que les faits que j'ai consignés dans ce travail justifieront à vos yeux une entreprise que je serais heureux de voir sanctionner par le suffrage de la Société de chirurgie.

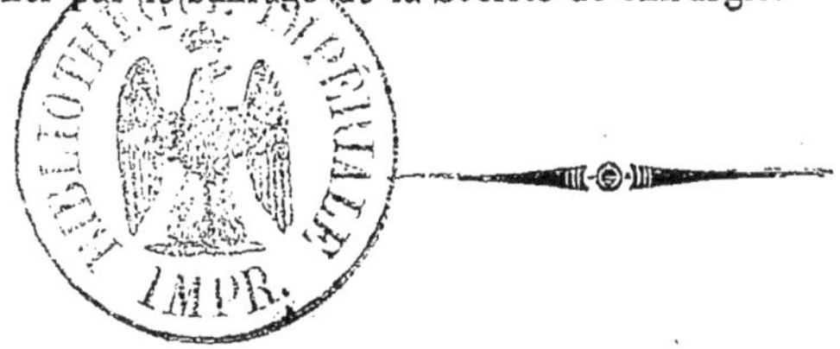